AF216903

Dating leicht

gemacht

Von der ersten Nachricht bis zum perfekten Date

Ottila Sander

Copyright © 2024

ISBN: 978-3-384-38976-3

Druck und Distribution im Auftrag des Autors: tredition GmbH, Heinz-Beusen-Stieg 5, 22926 Ahrensburg, Germany.[SEP]Das Werk, einschließlich seiner Teile, ist urheberrechtlich geschützt. Für die Inhalte ist der Autor verantwortlich. Jede Verwertung ist ohne seine Zustimmung unzulässig. Die Publikation und Verbreitung erfolgen im Auftrag des Autors, zu erreichen unter: Ottila Sander c/o Block Services, Stuttgarter Str. 106, 70736 Fellbach, Germany.

Kein Teil dieses Buches darf ohne schriftliche Genehmigung des Autors reproduziert, vertrieben, öffentlich vorgeführt oder in ein Informationsspeicher- und - abrufsystem übertragen werden. Dies gilt für alle Formen der Reproduktion, vom Fotokopieren bis zur digitalen Speicherung, und für alle Vertriebsformen, einschließlich, aber nicht beschränkt auf, physische Verkäufe, digitale Downloads und Online- Zugriff.

Copyright © 2024 Otilla Sander

Alle Rechte vorbehalten.

Inhalt

4

Einführung

Willkommen zu deinem umfassenden Leitfaden auf der Suche nach erfüllenden Beziehungen! In einer Welt, die sich ständig verändert, kann das Dating sowohl aufregend als auch sehr herausfordernd sein. Dieses Buch soll dir helfen und begleitet dich auf deinem Weg, von der Selbstentdeckung bis hin zur Entwicklung tiefgehender Partnerschaften.

Was dich erwartet

- **Selbstreflexion und Vorbereitung:** Beginne mit der Stärkung deines Selbstbewusstseins und der Klarheit über deine persönlichen Werte und Ziele. Diese Grundlagen helfen dir, authentisch und selbstsicher in die Dating-Welt einzutreten.

- **Die Welt des Datings erkunden:** Ob online oder im realen Leben – lerne, wie du die richtige Plattform wählst, ein ansprechendes Profil erstellst und erste Kontakte knüpfst. Entdecke, wie du Gelegenheiten im Alltag nutzen kannst, um neue Menschen kennenzulernen.

- **Kommunikation und emotionale Intelligenz:** Erfahre, wie du durch effektive Kommunikation und Kompromissbereitschaft eine harmonische Beziehung aufbaust. Lerne, Vertrauen zu schaffen und Intimität zu fördern.

- **Umgang mit Herausforderungen:** Wir alle begegnen Ablehnung und Unsicherheiten. Dieses Buch bietet dir Strategien zur Bewältigung von Ängsten und zur Stärkung deiner Resilienz.

- **Langfristige Beziehungsziele:** Entwickle gemeinsame Zukunftspläne mit deinem Partner und lerne, wie du mit Veränderungen umgehst, während ihr gemeinsam wachst.

Dein Weg zu erfüllten Beziehungen

Dieses Buch ist mehr als ein Ratgeber – es ist ein Begleiter auf deiner Reise zu einer tiefen Verbindung mit dir selbst und anderen. Mit praktischen Tipps, inspirierenden Beispielen und motivierenden Worten möchte es dir helfen, die Liebe zu finden, die du verdienst.

Mach dich bereit für eine spannende Entdeckungsreise voller Wachstumschancen und neuer Begegnungen.

Deine Ottila Sander

Teil 1:

Selbstreflexion

und

Vorbereitung

Kapitel 1: Selbstbewusstsein stärken

Bevor wir uns in die aufregende Welt des Datings stürzen, ist es wichtig, mit dem Fundament zu beginnen: deinem Selbstbewusstsein. Ein starkes Selbstbewusstsein ist der Schlüssel zu erfolgreichen Beziehungen, denn es beeinflusst, wie du dich präsentierst und wie du von anderen wahrgenommen wirst.

Warum Selbstbewusstsein wichtig ist

Selbstbewusstsein ist mehr als nur das Wissen um deine Stärken und Schwächen. Es ist die Fähigkeit, dich selbst zu akzeptieren und zu lieben, unabhängig von äußeren Umständen. Ein gesundes Selbstbewusstsein hilft dir, authentisch zu sein und dich in sozialen Situationen wohlzufühlen. Es zieht Menschen an, die deine Werte teilen und dich so schätzen, wie du bist.

Praktische Übungen zur Stärkung des Selbstbewusstseins

Hier sind einige praktische Übungen, die dir helfen können, dein Selbstbewusstsein zu stärken:

Tägliche Affirmationen: Beginne deinen Tag mit positiven Affirmationen. Sag dir selbst im Spiegel Sätze wie „Ich bin wertvoll" oder „Ich verdiene Liebe und Respekt". Diese positiven Botschaften können dein Unterbewusstsein beeinflussen und dein Selbstbild verbessern.

Erfolge feiern: Halte deine Erfolge fest, egal wie klein sie erscheinen mögen. Notiere dir jeden Abend drei Dinge, die dir gut gelungen sind. Dies hilft dir, dich auf das Positive zu konzentrieren und ein Gefühl der Zufriedenheit zu entwickeln.

Grenzen setzen: Lerne, „Nein" zu sagen, wenn es nötig ist. Das Setzen von Grenzen zeigt, dass du deine eigenen Bedürfnisse respektierst und schützt dein emotionales Wohlbefinden.

Selbstfürsorge praktizieren: Nimm dir regelmäßig Zeit für Aktivitäten, die dir Freude bereiten und dich entspannen. Sei es ein Spaziergang in der Natur, ein gutes Buch oder ein entspannendes Bad – Selbstfürsorge ist unerlässlich für dein Wohlbefinden.

Die Rolle des Selbstwertgefühls im Dating

Beim Dating kann ein starkes Selbstbewusstsein Wunder wirken. Es hilft dir, dich nicht von Ablehnung entmutigen zu lassen und offen für neue Erfahrungen zu bleiben. Menschen spüren, wenn du mit dir selbst im Reinen bist, und fühlen sich von dieser positiven Energie angezogen.

Selbstbewusstsein in Aktion

Stell dir vor, du bist auf einem Date in einem gemütlichen Café. Die Atmosphäre ist entspannt, und ihr habt bereits über eure Lieblingsfilme und -bücher gesprochen. Plötzlich fragt dein Gegenüber: „Was war die größte Herausforderung, die du in deinem Leben überwunden hast?" Eine unerwartete Frage, die dich kurz innehalten lässt. In diesem Moment des Innehaltens hast du die Wahl: Du könntest nervös werden und versuchen, eine Antwort zu finden, die deinem Gegenüber gefallen könnte. Oder du nutzt dein Selbstbewusstsein, um ehrlich und authentisch zu antworten. Du atmest tief durch und entscheidest dich für Letzteres.

Beispiel 1: Ehrliche Selbstreflexion

Du sagst: „Das ist eine interessante Frage. Ich denke, eine der größten Herausforderungen war mein Umzug in eine neue Stadt. Anfangs fühlte ich mich oft einsam und unsicher, aber es hat mir geholfen, unabhängiger zu werden und neue

Freundschaften zu schließen. Diese Erfahrung hat mir gezeigt, dass ich mehr bewältigen kann, als ich dachte."Hierbei zeigst du nicht nur Offenheit und Ehrlichkeit, sondern auch deine Fähigkeit zur Selbstreflexion. Dein Gegenüber bekommt einen Einblick in deine Persönlichkeit und deine Stärken.

Beispiel 2: Humorvolle Gelassenheit

Alternativ könntest du die Frage mit einem Augenzwinkern beantworten: „Oh, das ist leicht – es war definitiv der Versuch, ein Soufflé zu backen! Es ist dreimal zusammengefallen, aber beim vierten Mal hat es geklappt. Das hat mir gezeigt, dass Beharrlichkeit sich auszahlt – zumindest in der Küche!"

Diese Antwort zeigt deine humorvolle Seite und deine Fähigkeit, über dich selbst zu lachen. Sie vermittelt deinem Date, dass du mit Herausforderungen gelassen umgehen kannst.

Beispiel 3: Authentische Verletzlichkeit

Ein weiteres Beispiel könnte sein: „Ehrlich gesagt war das die Zeit nach dem Ende einer langen Beziehung. Es war schwer für mich, wieder Vertrauen zu fassen. Aber ich habe viel über mich selbst gelernt und bin jetzt an einem Punkt, wo ich bereit bin für Neues."

Diese Antwort zeigt Verletzlichkeit und Authentizität – Eigenschaften, die oft sehr anziehend wirken können. Sie signalisiert deinem Gegenüber, dass du offen für tiefere Gespräche bist.

Freiheit durch Authentizität

In jedem dieser Beispiele nutzt du dein Selbstbewusstsein, um ehrlich zu sein und dich nicht hinter einer Fassade zu verstecken. Du akzeptierst dich selbst mit all deinen Erfahrungen und bringst dies auch zum Ausdruck. Diese Authentizität gibt dir die Freiheit, du selbst zu sein – ohne den Druck, perfekt wirken zu müssen.Indem du auf diese Weise antwortest, schaffst du eine Verbindungsebene mit deinem Date, die auf Ehrlichkeit basiert. Du zeigst nicht nur deine Stärken, sondern auch deine Menschlichkeit – ein wesentlicher Bestandteil jeder erfolgreichen Beziehung.

Fazit

Ein starkes Selbstbewusstsein ist der erste Schritt auf deinem Weg zu einer erfüllenden Partnerschaft. Es ermöglicht dir, dich selbst zu lieben und akzeptiert zu werden, wie du bist. Nimm dir die Zeit, diese Übungen in deinen Alltag zu integrieren, und du wirst sehen, wie sich dein Selbstvertrauen und deine Ausstrahlung verbessern.Im nächsten Kapitel werden wir uns mit deinen persönlichen Werten und Zielen beschäftigen – ein weiterer wichtiger Schritt auf deiner Reise. Bleib dran!

Kapitel 2: Persönliche Werte und Ziele

Nachdem du nun ein solides Fundament des Selbstbewusstseins gelegt hast, ist es an der Zeit, tiefer in das Verständnis deiner persönlichen Werte und Lebensziele einzutauchen. Diese Aspekte sind entscheidend, um nicht nur dich selbst besser zu verstehen, sondern auch um die richtige Person in dein Leben zu ziehen.

Identifikation von Werten und Lebenszielen

Was sind persönliche Werte?

Persönliche Werte sind die Prinzipien und Überzeugungen, die deinem Leben Bedeutung und Richtung geben. Sie beeinflussen deine Entscheidungen und bestimmen, was dir im Leben wirklich wichtig ist. Beispiele für solche Werte könnten Ehrlichkeit, Loyalität, Kreativität oder Freiheit sein.

Wie finde ich meine Werte?

Um deine Werte zu identifizieren, kannst du folgende Schritte unternehmen:

- **Reflexion:** Denke über Momente nach, in denen du besonders stolz auf dich warst oder dich besonders wohl gefühlt hast. Welche Werte wurden in diesen Situationen gelebt?

- **Priorisierung:** Erstelle eine Liste mit Werten und priorisiere sie. Welche Werte sind für dich unverzichtbar? Welche sind weniger wichtig?
- **Feedback einholen:** Frage Freunde oder Familie, welche Eigenschaften sie an dir schätzen. Oft können Außenstehende wertvolle Einblicke geben.

Was sind Lebensziele?

Lebensziele sind die langfristigen Bestrebungen, die du erreichen möchtest. Sie können beruflicher, persönlicher oder spiritueller Natur sein. Beispiele könnten sein: eine Familie gründen, ein eigenes Unternehmen aufbauen oder die Welt bereisen.

Wie setze ich mir Lebensziele?

- **Visualisierung:** Stelle dir vor, wo du in fünf oder zehn Jahren sein möchtest. Was möchtest du erreicht haben?
- **SMART-Methode:** Formuliere deine Ziele spezifisch, messbar, attraktiv, realistisch und terminiert.
- **Flexibilität:** Sei bereit, deine Ziele anzupassen. Das Leben verändert sich ständig, und damit auch deine Prioritäten.

Wie diese bei der Partnersuche helfen

Klarheit schafft Anziehungskraft

Wenn du deine Werte und Ziele kennst, strahlst du Klarheit aus – eine Eigenschaft, die viele Menschen anziehend finden. Du weißt genau, was du willst und was nicht, was dir hilft, potenzielle Partner auszuwählen, die mit deinen Vorstellungen übereinstimmen.

Beispiel: Gemeinsame Werte entdecken

Stell dir vor, du triffst jemanden auf einem Date und das Gespräch kommt auf das Thema Umweltbewusstsein. Du erzählst von deinem Engagement für Nachhaltigkeit und wie wichtig dir dieser Wert ist. Dein Gegenüber teilt dieselbe Leidenschaft und erzählt von seinen eigenen Projekten in diesem Bereich. Diese gemeinsame Basis kann eine starke Verbindung schaffen.

Beispiel: Lebensziele als Kompass

Angenommen, eines deiner Lebensziele ist es, eines Tages ein eigenes Café zu eröffnen. Während eines Dates sprichst du darüber und merkst schnell, ob dein Gegenüber ähnliche unternehmerische Ambitionen hat oder zumindest deine Vision unterstützt. Solche Gespräche helfen dir zu erkennen, ob eure Lebensziele kompatibel sind.

Vermeidung von Konflikten durch Klarheit

Indem du klare Vorstellungen von deinen Werten und Zielen hast, kannst du potenzielle Konflikte frühzeitig erkennen und vermeiden. Wenn zum Beispiel finanzielle Sicherheit für dich ein hoher Wert ist und dein Date eher risikofreudig lebt, könnt ihr frühzeitig klären, ob diese Unterschiede überbrückbar sind.

Fazit

Das Verständnis deiner persönlichen Werte und Lebensziele ist ein kraftvolles Werkzeug bei der Partnersuche. Es hilft dir nicht nur dabei, authentisch zu bleiben, sondern auch den richtigen Partner zu finden – jemanden, der deine Visionen teilt oder zumindest respektiert. In den kommenden Kapiteln werden wir weiter darauf aufbauen und erkunden, wie du diese Erkenntnisse aktiv in deinem Dating-Leben einsetzen kannst.

Kapitel 3: Vergangene Beziehungen reflektieren

Vergangene Beziehungen sind wie Kapitel eines Buches – sie erzählen Geschichten von Liebe, Wachstum und manchmal auch von Schmerz. Doch in jeder dieser Geschichten steckt wertvolle Weisheit, die dir helfen kann, zukünftige Beziehungen erfolgreicher zu gestalten. In diesem Kapitel werden wir uns darauf konzentrieren, wie du aus vergangenen Erfahrungen lernen und wiederkehrende Muster vermeiden kannst.

Lektionen aus der Vergangenheit ziehen

Warum Reflexion wichtig ist

Reflexion bedeutet, innezuhalten und über vergangene Ereignisse nachzudenken. Es geht darum, die Dynamiken deiner früheren Beziehungen zu verstehen und daraus Erkenntnisse zu gewinnen. Dies hilft dir, Muster zu erkennen und zu entscheiden, was du in zukünftigen Beziehungen anders machen möchtest.

Wie reflektiere ich effektiv?

- **Tagebuch führen:** Schreibe deine Gedanken und Gefühle über vergangene Beziehungen auf. Was hat gut funktioniert? Was nicht? Welche Emotionen hast du erlebt?

- **Schlüsselmomente identifizieren:** Denke über entscheidende Momente in deinen Beziehungen nach. Was waren Wendepunkte? Welche Entscheidungen haben zu Konflikten oder zum Ende der Beziehung geführt?
- **Feedback einholen:** Wenn möglich, sprich mit vertrauenswürdigen Freunden oder sogar mit Ex-Partnern über ihre Sichtweise. Manchmal können Außenstehende Aspekte beleuchten, die dir nicht bewusst waren.

Beispiel: Lektionen erkennen

Vielleicht hast du in einer früheren Beziehung festgestellt, dass Kommunikation ein Problem war. Durch Reflexion erkennst du, dass du oft Konflikte vermieden hast, anstatt sie offen anzusprechen. Diese Erkenntnis kann dir helfen, in zukünftigen Beziehungen offener und direkter zu kommunizieren.

Vermeidung wiederkehrender Muster

Was sind wiederkehrende Muster?

Wiederkehrende Muster sind Verhaltensweisen oder Dynamiken, die sich in mehreren Beziehungen wiederholen. Sie können sowohl positiv als auch negativ sein. Häufige negative Muster könnten beispielsweise Bindungsängste oder das Anziehen emotional unzugänglicher Partner sein.

Wie breche ich aus negativen Mustern aus?

- **Bewusstsein schaffen:** Der erste Schritt zur Veränderung ist das Erkennen des Musters. Welche Verhaltensweisen wiederholen sich in deinen Beziehungen?

- **Neue Strategien entwickeln:** Überlege dir alternative Verhaltensweisen oder Reaktionen. Wenn du beispielsweise dazu neigst, bei Konflikten abzuschalten, könntest du üben, stattdessen aktiv zuzuhören und deine Gefühle auszudrücken.

- **Professionelle Unterstützung suchen:** Manchmal kann es hilfreich sein, mit einem Therapeuten oder Coach zu arbeiten, um tief verwurzelte Muster zu durchbrechen.

Beispiel: Muster durchbrechen

Stell dir vor, du bemerkst, dass du immer wieder Partner wählst, die emotional nicht verfügbar sind. Durch Reflexion erkennst du, dass dies mit deiner Angst vor Nähe zusammenhängt. Indem du dich dieser Angst stellst und neue Wege findest, Vertrauen aufzubauen, kannst du dieses Muster durchbrechen und offenere Beziehungen eingehen.

Fazit

Vergangene Beziehungen bieten eine Schatzkammer an Lektionen und Erkenntnissen. Indem du diese reflektierst und aus ihnen lernst, kannst du nicht nur wiederkehrende negative Muster vermeiden, sondern auch gestärkt in neue Partnerschaften gehen. Die Fähigkeit zur Selbstreflexion ist ein mächtiges Werkzeug auf deinem Weg zu erfüllteren Beziehungen.

Im nächsten Teil werden wir uns mit der Welt des Online-Datings beschäftigen – einem spannenden Feld voller Möglichkeiten!

Teil 2:

Die Welt des Online-Datings

Kapitel 4: Die richtige Plattform wählen

In der heutigen digitalen Welt gibt es eine Vielzahl von Möglichkeiten, potenzielle Partner online zu treffen. Die Auswahl der richtigen Dating-Plattform kann jedoch eine Herausforderung sein, angesichts der Vielzahl an Optionen, die alle unterschiedliche Vorzüge und Zielgruppen haben.

In diesem Kapitel geben wir einen Überblick über verschiedene Dating-Apps und -Websites und bieten Kriterien zur Auswahl der für dich passenden Plattform.

Überblick über verschiedene Dating-Apps und - Websites

Tinder

Tinder ist eine der bekanntesten Dating-Apps und bekannt für ihr einfaches Wischsystem: Nach rechts für „Gefällt mir" und nach links für „Gefällt mir nicht". Sie richtet sich an ein breites Publikum und ist ideal für Menschen, die nach einer schnellen und unkomplizierten Möglichkeit suchen, neue Leute kennenzulernen.

Bumble

Bumble funktioniert ähnlich wie Tinder, legt jedoch den Fokus auf Frauen, indem es ihnen die Kontrolle über die erste Nachricht gibt. Diese App zieht oft Nutzer an, die an gleichberechtigten und respektvollen Interaktionen interessiert sind.

OkCupid

OkCupid bietet einen detaillierteren Ansatz mit umfangreichen Profilen und einer Vielzahl von Fragen, um Übereinstimmungen basierend auf Interessen und Werten zu finden. Es ist ideal für diejenigen, die mehr über potenzielle Partner erfahren möchten, bevor sie Kontakt aufnehmen.

eHarmony

eHarmony ist bekannt für seinen wissenschaftlichen Matching-Algorithmus, der auf einem umfangreichen Persönlichkeitstest basiert. Diese Plattform richtet sich an Menschen, die ernsthafte, langfristige Beziehungen suchen.

ElitePartner

ElitePartner zielt auf Akademiker und Singles mit gehobenen Ansprüchen ab. Die Plattform legt Wert auf ein gewisses Niveau an Bildung und Berufserfolg und eignet sich gut für diejenigen, die nach einem Partner mit ähnlichem Hintergrund suchen.

Parship

Parship ist eine weitere Plattform, die sich auf langfristige Beziehungen konzentriert und ebenfalls einen umfassenden Persönlichkeitstest verwendet, um passende Partner vorzuschlagen. Sie ist besonders in deutschsprachigen Ländern beliebt.

Kriterien zur Auswahl der passenden Plattform

Ziel deiner Partnersuche

Bevor du dich für eine Plattform entscheidest, überlege dir genau, was du suchst. Möchtest du neue Freunde finden, eine lockere Beziehung oder suchst du nach einer ernsthaften Partnerschaft? Deine Ziele sollten deine Wahl beeinflussen.

Benutzerfreundlichkeit und Design

Eine benutzerfreundliche Oberfläche kann den Unterschied machen. Achte darauf, dass die App oder Website intuitiv zu bedienen ist und dir gefällt – schließlich wirst du viel Zeit damit verbringen.

Zielgruppe der Plattform

Unterschiedliche Plattformen ziehen unterschiedliche Nutzergruppen an. Überlege dir, welche Art von Menschen du treffen möchtest und welche Plattform am ehesten diese Zielgruppe anspricht.

Sicherheitsfunktionen

Achte darauf, dass die Plattform über angemessene Sicherheitsfunktionen verfügt, wie z.b. Verifizierungsmethoden oder Möglichkeiten zur Meldung unangemessenen Verhaltens.

Kosten

Viele Dating-Apps bieten sowohl kostenlose als auch kostenpflichtige Versionen an. Überlege dir im Voraus, ob du bereit bist, für zusätzliche Funktionen zu zahlen und ob diese Funktionen für dich von Vorteil wären.

Fazit

Die Wahl der richtigen Dating-Plattform ist ein entscheidender Schritt auf deinem Weg zu neuen Bekanntschaften oder einer potenziellen Partnerschaft. Indem du dir über deine eigenen Bedürfnisse und Erwartungen klar wirst und diese mit den Angeboten der verschiedenen Plattformen abgleichst, erhöhst du deine Chancen auf Erfolg erheblich. Im nächsten Kapitel werden wir uns damit beschäftigen, wie du ein ansprechendes Profil erstellst – ein weiterer wichtiger Schritt im Online-Dating-Prozess!

Kapitel 5: Ein ansprechendes Profil erstellen

Ein gut gestaltetes Dating-Profil ist dein erster Eindruck in der digitalen Welt des Datings. Es ist deine Chance, dich von deiner besten Seite zu zeigen und die richtigen Menschen anzuziehen. In diesem Kapitel geben wir dir Tipps, wie du sowohl mit Fotos als auch mit deinem Profiltext punkten kannst, und betonen die Bedeutung von Authentizität und Ehrlichkeit.

Tipps für Fotos und Profiltexte

Fotos: Der visuelle erste Eindruck

Deine Fotos sind oft das Erste, was potenzielle Matches von dir sehen. Hier sind einige Tipps, um sicherzustellen, dass deine Bilder positiv auffallen:

- **Wähle klare, hochwertige Bilder:** Unscharfe oder pixelige Fotos können unprofessionell wirken. Achte darauf, dass deine Bilder gut beleuchtet und klar sind.

- **Zeige verschiedene Facetten:** Verwende eine Mischung aus Porträtfotos, Ganzkörperaufnahmen und Bildern, die dich bei Aktivitäten zeigen, die du liebst. Dies gibt einen umfassenden Eindruck von deiner Persönlichkeit.

- **Lächle und sei natürlich:** Ein freundliches Lächeln kann Wunder wirken. Versuche, authentische Momente einzufangen, anstatt gestellte Posen zu verwenden.

- **Vermeide Gruppenfotos:** Während es schön ist zu zeigen, dass du ein soziales Leben hast, sollten die meisten deiner Fotos dich allein zeigen, damit potenzielle Matches wissen, wer du bist.

Profiltexte: Deine Geschichte erzählen

Der Profiltext ist deine Gelegenheit, mehr über dich zu erzählen und Interesse zu wecken:

- **Sei prägnant und kreativ:** Halte deinen Text kurz und interessant. Vermeide Klischees und versuche stattdessen, kreative Wege zu finden, um dich auszudrücken.

- **Betone deine Interessen:** Teile einige deiner Hobbys oder Leidenschaften mit. Dies kann als Gesprächsstarter dienen und Menschen anziehen, die ähnliche Interessen haben.

- **Humor ist willkommen:** Ein wenig Humor kann helfen, das Eis zu brechen. Zeige deine lustige Seite, aber achte darauf, dass es authentisch bleibt.

- **Sei spezifisch:** Anstatt allgemeine Aussagen wie „Ich liebe es zu reisen" zu machen, sei spezifischer: „Mein Traumziel ist Japan wegen der faszinierenden Kultur und Küche."

Authentizität und Ehrlichkeit

Warum Authentizität zählt

In der Welt des Online-Datings ist Authentizität entscheidend. Menschen fühlen sich von Ehrlichkeit angezogen und schätzen es, wenn jemand echt ist. Täuschung mag kurzfristig funktionieren, führt aber selten zu langfristigen Verbindungen.

Ehrlich über Absichten sein

Sei klar über das, was du suchst – sei es eine ernsthafte Beziehung oder etwas Lockeres. Dies hilft dir dabei, Menschen anzuziehen, die ähnliche Ziele haben.

Beispiel: Authentisches Profil

Stell dir vor, dein Profil beginnt mit: „Ich bin ein begeisterter Hobbykoch und verbringe meine Wochenenden gerne damit, neue Rezepte auszuprobieren – meine Freunde sagen immer, ich sollte ein Restaurant eröffnen! Wenn du Lust auf kulinarische Abenteuer hast oder einfach nur einen guten Gesprächspartner suchst, freue ich mich darauf, von dir zu hören."

Dieser Text zeigt Persönlichkeit und Interessen auf eine ehrliche Art und Weise und lädt gleichzeitig zu einer Interaktion ein.

Weitere Beispiele für Profiltexte:

Diese Beispiele sollen als Inspiration dienen, um dir eine Vorstellung davon zu geben, wie du deine eigene Persönlichkeit und Interessen in deinem Profiltext authentisch und ansprechend darstellen kannst. Es ist wichtig, dass dein Profiltext deine individuelle Stimme und Einzigartigkeit widerspiegelt. Anstatt die Beispiele direkt zu kopieren, nutze sie als Ausgangspunkt, um deine eigenen Erfahrungen, Leidenschaften und Ziele zu formulieren. So ziehst du Menschen an, die wirklich zu dir passen und Interesse an deiner einzigartigen Persönlichkeit haben.

Beispiel 1: Der Abenteurer

„Wenn ich nicht gerade in meinem Büro arbeite, findest du mich wahrscheinlich auf einem Berggipfel oder beim Tauchen im Meer. Ich liebe es, neue Orte zu entdecken und suche jemanden, der genauso abenteuerlustig ist wie ich. Lass uns gemeinsam die Welt erkunden und unvergessliche Erinnerungen schaffen!"

Beispiel 2: Der Kreative

„Kunst ist meine Leidenschaft – sei es Malen, Fotografieren oder Schreiben. Ich verbringe gerne Stunden in Galerien oder bei einem guten Buch im Park. Ich suche jemanden, der die kleinen Dinge im Leben schätzt und mit dem ich kreative Projekte teilen kann. Wenn du auch ein Fan von spontanen Museumsbesuchen bist, melde dich!"

Beispiel 3: Der Genießer

„Ich bin ein leidenschaftlicher Feinschmecker und immer auf der Suche nach dem nächsten kulinarischen Highlight. Ob Street Food oder Sterneküche – gutes Essen bringt Menschen zusammen. Wenn du Lust auf gemeinsame Kochabende oder Restaurantbesuche hast, freue ich mich darauf, dich kennenzulernen."

Beispiel 4: Der Naturfreund

„Die Natur ist mein Rückzugsort. Ich liebe lange Spaziergänge im Wald, Camping unter den Sternen und das Gefühl von Freiheit in der Wildnis. Ich suche jemanden, der genauso naturverbunden ist und mit dem ich all das teilen kann. Wenn du auch gerne draußen bist und die Ruhe der Natur genießt, lass uns treffen!"

Beispiel 5: Der Humorvolle

„Lachen ist die beste Medizin, und ich nehme mein Rezept regelmäßig ein! Ich bin immer für einen guten Witz oder eine lustige Geschichte zu haben. Wenn du jemanden suchst, der das Leben nicht allzu ernst nimmt und mit dem du viel lachen kannst, dann bist du bei mir genau richtig."

Diese Beispiele zeigen verschiedene Facetten von Interessen und Persönlichkeiten auf eine authentische Weise. Sie laden potenzielle Matches ein, mehr über dich zu erfahren und bieten gleichzeitig Gesprächsstoff für den ersten Kontakt.

Fazit

Ein ansprechendes Profil ist der Schlüssel zum Erfolg im Online-Dating. Mit den richtigen Fotos und einem durchdachten Profiltext kannst du authentisch zeigen, wer du bist und was du suchst. Bleib ehrlich und kreativ – so ziehst du die Menschen an, die wirklich zu dir passen. Im nächsten Kapitel werden wir uns mit der Kunst der digitalen Kommunikation beschäftigen – ein weiterer wichtiger Aspekt auf deinem Weg zur erfolgreichen Partnersuche!

Kapitel 6: Die Kunst der digitalen Kommunikation

Die digitale Kommunikation ist ein wesentlicher Bestandteil des Online-Datings und kann den Unterschied zwischen einem vielversprechenden Gespräch und einem abrupten Ende ausmachen. In diesem Kapitel werden wir uns damit beschäftigen, wie du erste Nachrichten effektiv gestaltest, Gespräche am Laufen hältst und mit Herausforderungen wie Ghosting umgehst.

Erste Nachrichten und Gesprächsführung

Der erste Eindruck zählt

Die erste Nachricht ist entscheidend, um das Interesse deines Gegenübers zu wecken. Anstatt mit einem generischen „Hey, wie geht's?" zu beginnen, versuche es mit einer persönlichen Note:

- **Beziehe dich auf das Profil:** Erwähne etwas Spezifisches aus dem Profil deines Gegenübers. Zum Beispiel: „Ich habe gesehen, dass du gerne wanderst. Hast du einen Lieblingswanderweg?"
- **Stelle offene Fragen:** Offene Fragen laden zu ausführlicheren Antworten ein und fördern den

Dialog. Zum Beispiel: „Was hat dich dazu inspiriert, Maler zu werden?"

- **Sei authentisch und freundlich:** Zeige echtes Interesse und vermeide es, zu aufdringlich oder übermäßig formell zu wirken.

Gespräche am Laufen halten

Ein gutes Gespräch erfordert Engagement von beiden Seiten. Hier sind einige Tipps, um den Dialog lebendig zu halten:

- **Höre aktiv zu:** Achte auf die Antworten deines Gegenübers und stelle Folgefragen, die auf das Gesagte eingehen.
- **Teile eigene Geschichten:** Gib auch etwas von dir preis, um eine Verbindung aufzubauen. Erzähle von deinen eigenen Erfahrungen oder Interessen.
- **Vermeide Monologe:** Stelle sicher, dass das Gespräch ausgewogen bleibt und nicht nur einer von euch redet.

Umgang mit Ghosting und anderen Herausforderungen

Was ist Ghosting?

Ghosting beschreibt das plötzliche Abbrechen des Kontakts ohne Erklärung. Es kann frustrierend sein, aber es ist wichtig, es nicht persönlich zu nehmen.

Strategien im Umgang mit Ghosting

- **Akzeptiere es:** Manchmal ist keine Antwort auch eine Antwort. Akzeptiere die Situation und konzentriere dich darauf, andere potenzielle Matches kennenzulernen.

- **Bleib positiv:** Erinnere dich daran, dass Ghosting oft mehr über die andere Person aussagt als über dich.

- **Ziehe Lehren daraus:** Nutze die Erfahrung als Gelegenheit zur Reflexion. Gibt es etwas, das du beim nächsten Mal anders machen möchtest?

Wenn du selbst ghosten möchtest

Es kann verlockend sein, einfach den Kontakt abzubrechen, wenn du das Interesse an jemandem verlierst. Doch auch wenn es schwer fällt, ist Ehrlichkeit der respektvollere Weg. Hier sind einige Gründe und Tipps, warum und wie du dies tun solltest:

- **Respekt zeigen:** Indem du ehrlich bist, zeigst du Respekt für die Gefühle der anderen Person. Eine einfache Nachricht wie „Ich denke nicht, dass es zwischen uns passt" kann viel bewirken.

- **Psychologische Aspekte:** Ghosting wird oft durch Konfliktvermeidung motiviert – viele Menschen haben Angst vor Konfrontation oder fühlen sich unwohl dabei, jemandem weh zu tun. Doch das

Ignorieren einer Person kann mehr Schmerz verursachen als eine ehrliche Absage.

- **Empathie entwickeln:** Versetze dich in die Lage der anderen Person. Wie würdest du dich fühlen? Diese Perspektive kann helfen, empathischer zu handeln und direkte Kommunikation zu wählen.

Weitere Herausforderungen

Neben Ghosting gibt es andere Herausforderungen in der digitalen Kommunikation:

- **Missverständnisse vermeiden:** Textnachrichten können leicht missverstanden werden. Achte darauf, klar und präzise zu kommunizieren.
- **Geduld haben:** Nicht jeder antwortet sofort. Gib deinem Gegenüber Zeit und Raum zum Antworten.
- **Grenzen respektieren:** Achte darauf, die Grenzen deines Gesprächspartners zu respektieren und nicht zu aufdringlich zu sein.

Beispiele für erste Nachrichten:

Diese Beispiele dienen als Inspiration, um dir den Einstieg in die Kommunikation zu erleichtern. Sie sollen dir helfen, eine persönliche und interessante Nachricht zu formulieren, die auf das Profil deines Gegenübers zugeschnitten ist. Denke daran, dass Authentizität der Schlüssel ist – versuche also, deine eigene Stimme und Persönlichkeit in deine Nachrichten einzubringen. So erhöhst du die Wahrscheinlichkeit, eine echte Verbindung herzustellen.

Beispiel 1: Bezug auf ein Hobby

„Hallo [Name], ich habe gesehen, dass du gerne fotografierst. Hast du einen Lieblingsort, an dem du am liebsten Fotos machst? Ich bin immer auf der Suche nach neuen Inspirationen!"

Beispiel 2: Gemeinsame Interessen

„Hey [Name], ich habe bemerkt, dass du auch ein Fan von [Band/Film/Buch] bist. Was ist dein Lieblingssong/Filmzitat/Charakter? Ich könnte stundenlang darüber reden!"

Beispiel 3: Humorvoller Einstieg

„Hi [Name], ich habe gesehen, dass du ein Kaffee-Liebhaber bist. Ich muss fragen: Team Espresso oder Team Cappuccino? Das könnte unsere gesamte Beziehung beeinflussen! 😊"

Beispiel 4: Offene Frage

„Hallo [Name], wenn du eine Superkraft wählen könntest, welche wäre das und warum? Ich finde, das sagt viel über einen Menschen aus!"

Beispiel 5: Reiseerfahrung

„Hey [Name], ich habe gesehen, dass du gerne reist. Was war dein bisher unvergesslichstes Abenteuer? Ich plane gerade meine nächste Reise und könnte ein paar Tipps gebrauchen!"

Fazit

Die Kunst der digitalen Kommunikation erfordert Geduld, Empathie und Authentizität. Indem du lernst, effektive erste Nachrichten zu senden und Gespräche aufrechtzuerhalten, kannst du bedeutungsvolle Verbindungen knüpfen. Herausforderungen wie Ghosting gehören zwar dazu, sollten dich aber nicht entmutigen. Im nächsten Kapitel werden wir uns mit traditionellen Dating-Methoden beschäftigen – ein spannender Schritt zurück in die reale Welt!

Teil 3:

Traditionelles Dating

Kapitel 7: Gelegenheiten im Alltag nutzen

Während Online-Dating eine bequeme Möglichkeit bietet, neue Menschen kennenzulernen, gibt es auch im Alltag zahlreiche Gelegenheiten, potenzielle Partner zu treffen. In diesem Kapitel erkunden wir, wie und wo du im realen Leben Menschen treffen kannst und welche Rolle Hobbys und Interessen dabei spielen.

Wie und wo man im realen Leben Menschen trifft

Soziale Veranstaltungen

Soziale Veranstaltungen wie Partys, Hochzeiten oder Networking-Events sind großartige Orte, um neue Menschen kennenzulernen. Sie bieten eine entspannte Atmosphäre, in der Gespräche leicht entstehen können. Achte darauf, offen und freundlich zu sein, und nutze gemeinsame Bekannte als Einstiegspunkt für Gespräche.

Kurse und Workshops

Kurse und Workshops bieten nicht nur die Gelegenheit, etwas Neues zu lernen, sondern auch Gleichgesinnte zu treffen. Ob ein Kochkurs, ein Tanzworkshop oder ein

Sprachkurs – die gemeinsame Aktivität schafft sofort Gesprächsstoff und erleichtert das Kennenlernen.

Freiwilligenarbeit

Engagiere dich ehrenamtlich in einer Organisation oder einem Projekt, das dir am Herzen liegt. Hier triffst du auf Menschen mit ähnlichen Werten und Interessen, was eine solide Basis für eine Verbindung schaffen kann.

Öffentliche Veranstaltungen

Besuche öffentliche Veranstaltungen wie Konzerte, Ausstellungen oder Festivals. Diese Orte ziehen oft Menschen mit ähnlichen Interessen an und bieten viele Möglichkeiten für spontane Gespräche.

Die Rolle von Hobbys und Interessen

Hobbys als Brücke zu neuen Bekanntschaften

Hobbys sind nicht nur eine Bereicherung für dein eigenes Leben, sondern auch eine hervorragende Möglichkeit, neue Menschen kennenzulernen. Indem du Aktivitäten nachgehst, die dir Freude bereiten, triffst du automatisch auf Menschen mit ähnlichen Interessen.

Sportvereine

Ob Fußball, Yoga oder Klettern – Sportvereine bieten regelmäßige Treffen und fördern Teamgeist sowie soziale Interaktion.

Kreative Gruppen

Mal- oder Schreibgruppen sind ideal für kreative Köpfe, die sich austauschen und inspirieren lassen möchten.

Interesse zeigen und teilen

Wenn du deine Interessen teilst und aktiv nach Möglichkeiten suchst, sie mit anderen zu erleben, öffnest du Türen zu neuen Bekanntschaften. Sei offen dafür, neue Aktivitäten auszuprobieren oder bestehende Hobbys in Gruppen auszuüben.

Beispiele:

Beispiel 1: Gemeinsame Interessen entdecken – Wandern

Stell dir vor, du liebst es zu wandern und trittst einer lokalen Wandergruppe bei. Bei einer der Wanderungen bemerkst du jemanden, der denselben Enthusiasmus für die Natur teilt. Während ihr gemeinsam einen steilen Anstieg meistert, beginnt ihr ein Gespräch über eure Lieblingswanderwege und Traumziele. Ihr entdeckt, dass ihr beide die Alpen erkunden möchtet und plant spontan eine gemeinsame

Wanderung für das nächste Wochenende. Diese gemeinsame Leidenschaft für das Wandern und die Natur schafft eine solide Basis für eine Freundschaft, die sich möglicherweise zu einer romantischen Beziehung entwickeln kann.

Beispiel 2: Kreative Verbindungen – Kunstkurs

Du entscheidest dich, einen Abendkurs in Malerei zu belegen, um deiner kreativen Seite mehr Raum zu geben. Während des Kurses bemerkst du jemanden, der ähnliche künstlerische Vorlieben hat und ebenfalls von der Impressionisten-Bewegung fasziniert ist. Ihr beginnt, euch über eure Lieblingskünstler auszutauschen und stellt fest, dass ihr beide gerne Galerien besucht. Nach dem Kurs verabredet ihr euch, um gemeinsam eine neue Ausstellung in der Stadt zu besuchen. Diese gemeinsame kreative Leidenschaft bietet nicht nur Gesprächsstoff, sondern auch die Möglichkeit, eure Verbindung durch gemeinsame Erlebnisse zu vertiefen.

Beispiel 3: Gemeinsames Engagement – Freiwilligenarbeit

Du engagierst dich ehrenamtlich in einem Tierheim und triffst dort regelmäßig auf andere Freiwillige. Eines Tages arbeitest du mit jemandem zusammen, der genauso begeistert von Tierschutz ist wie du. Während ihr gemeinsam Hunde ausführt und über eure Erfahrungen sprecht, merkt ihr schnell, dass ihr ähnliche Werte teilt. Ihr beschließt, ein gemeinsames Projekt zur Förderung von Tieradoptionen zu starten. Diese Zusammenarbeit stärkt nicht nur eure Freundschaft, sondern bietet auch eine Plattform für tiefere Gespräche und potenzielle romantische Entwicklungen.

Fazit

Der Alltag bietet zahlreiche Gelegenheiten, um neue Menschen kennenzulernen – oft an Orten und in Situationen, die wir nicht sofort als „Dating-Möglichkeiten" wahrnehmen. Indem du offen für neue Erfahrungen bist und deine Hobbys aktiv verfolgst, kannst du auf natürliche Weise Verbindungen knüpfen. Im nächsten Kapitel werden wir uns mit der Bedeutung von Körpersprache und ersten Eindrücken beschäftigen – wichtige Aspekte beim persönlichen Kennenlernen!

Kapitel 8: Körpersprache und erste Eindrücke

Der erste Eindruck zählt, und oft wird dieser durch nonverbale Kommunikation geprägt. Unsere Körpersprache kann viel über unsere Gefühle und Absichten verraten, noch bevor wir ein Wort gesprochen haben. In diesem Kapitel beleuchten wir die Bedeutung der nonverbalen Kommunikation und geben Tipps für das erste Date, um einen positiven Eindruck zu hinterlassen.

Bedeutung der nonverbalen Kommunikation

Was ist nonverbale Kommunikation?

Nonverbale Kommunikation umfasst alle Formen der Kommunikation, die nicht durch Worte ausgedrückt werden. Dazu gehören Gestik, Mimik, Körperhaltung, Augenkontakt und sogar der Tonfall deiner Stimme. Diese Signale können oft mehr über deine wahren Gefühle aussagen als das, was du tatsächlich sagst.

Warum ist sie wichtig?

Nonverbale Signale spielen eine entscheidende Rolle dabei, wie wir von anderen wahrgenommen werden. Sie können Vertrauen aufbauen oder Misstrauen säen, Interesse signalisieren oder Desinteresse ausdrücken. Ein bewusster Umgang mit deiner Körpersprache kann dir helfen, positive erste Eindrücke zu hinterlassen und Missverständnisse zu vermeiden.

Häufige nonverbale Signale

Augenkontakt zeigt Interesse und Aufmerksamkeit. Ein echtes Lächeln kann Wärme und Freundlichkeit vermitteln und eine einladende Atmosphäre schaffen. Eine offene Körperhaltung signalisiert Offenheit und Zugänglichkeit, während natürliche Gestik das Gesagte unterstreichen kann.

Tipps für das erste Date

Sei präsent

Achte darauf, im Moment zu sein und deinem Gegenüber volle Aufmerksamkeit zu schenken. Vermeide Ablenkungen wie dein Handy, um zu zeigen, dass du wirklich interessiert bist.

Achte auf deine Körpersprache

Sei dir bewusst, welche Signale du sendest. Eine offene Haltung und ein freundliches Lächeln können helfen, eine positive Atmosphäre zu schaffen.

Hör aktiv zu

Zeige echtes Interesse an dem, was dein Date sagt. Nicken und gelegentliche Bestätigungen wie „Das klingt interessant" können zeigen, dass du aufmerksam bist.

Sei authentisch

Versuche nicht, jemand anderes zu sein. Authentizität ist attraktiv und hilft dabei, echte Verbindungen aufzubauen.

Wähle den richtigen Ort

Ein entspannter Ort kann dazu beitragen, dass ihr euch beide wohlfühlt. Ein Café oder ein Spaziergang im Park bieten Gelegenheiten für ungezwungene Gespräche.

Umgang mit Aufregung vor dem ersten Date

Aufregung vor einem ersten Date ist völlig normal und gehört zum Erlebnis dazu. Diese Nervosität zeigt oft, dass dir das Treffen wichtig ist – ein gutes Zeichen! Es ist hilfreich zu wissen, dass die andere Person wahrscheinlich genauso aufgeregt ist wie du. Diese gemeinsame Erfahrung kann sogar als Eisbrecher dienen und das Gespräch erleichtern.

Vorbereitungstipps zur Beruhigung der Nerven:

- **Planung:** Überlege dir im Voraus einige Gesprächsthemen oder Fragen, die du stellen möchtest. Dies gibt dir Sicherheit und verhindert peinliche Gesprächspausen.
- **Entspannungstechniken:** Nutze Atemübungen oder Meditation vor dem Date, um dich zu beruhigen und in eine positive Stimmung zu kommen.
- **Realistische Erwartungen:** Erinnere dich daran, dass es beim ersten Date darum geht, sich kennenzulernen – es muss nicht perfekt sein. Sei offen für den Verlauf des Abends ohne Druck.

Fazit

Die Kunst der Körpersprache und die Fähigkeit, positive erste Eindrücke zu hinterlassen, sind entscheidend für den Erfolg eines ersten Dates.

Indem du dir der nonverbalen Signale bewusst bist und authentisch bleibst, kannst du eine angenehme Atmosphäre schaffen und die Grundlage für eine potenzielle Beziehung legen.

Und vergiss nicht: Aufregung ist normal und zeigt nur dein Interesse an der anderen Person.

Kapitel 9: Umgang mit Ablehnung und Enttäuschung

Ablehnung und Enttäuschung sind unvermeidliche Teile des Dating-Erlebnisses. Auch wenn sie unangenehm sein können, bieten sie wertvolle Gelegenheiten für persönliches Wachstum und Selbstreflexion. In diesem Kapitel werden wir Strategien erkunden, wie du mit diesen Herausforderungen umgehen kannst, um gestärkt daraus hervorzugehen.

Ablehnung als Teil des Prozesses akzeptieren

Es ist wichtig zu verstehen, dass Ablehnung im Dating-Kontext nichts Ungewöhnliches ist. Nicht jede Begegnung wird zu einer tiefen Verbindung führen, und das ist in Ordnung. Ablehnung bedeutet nicht, dass du nicht liebenswert oder wertvoll bist – oft geht es einfach um fehlende Kompatibilität oder unterschiedliche Lebensumstände.

Perspektivwechsel

Versuche, Ablehnung aus einer anderen Perspektive zu betrachten. Anstatt dich auf das Negative zu fokussieren, sieh es als Chance, mehr über dich selbst und deine

Bedürfnisse zu lernen. Jede Erfahrung bringt dich näher an das, was du wirklich suchst.

Frage dich: Was kann ich aus dieser Situation lernen? Wie kann ich diese Erfahrung nutzen, um meine zukünftigen Beziehungen zu verbessern?

Selbstmitgefühl üben

Sei freundlich zu dir selbst in Zeiten der Enttäuschung. Es ist normal, sich verletzt oder enttäuscht zu fühlen, aber es ist wichtig, sich daran zu erinnern, dass diese Gefühle vorübergehend sind.

Praktiziere Selbstmitgefühl, indem du dir selbst die gleiche Freundlichkeit und Unterstützung entgegenbringst, die du einem Freund anbieten würdest.

Unterstützung suchen

Sprich mit Freunden oder Familie über deine Erfahrungen. Oft hilft es, die Perspektive anderer zu hören und sich daran zu erinnern, dass man nicht allein ist. Der Austausch mit anderen kann Trost spenden und neue Einsichten bieten.

Weitergehen und offen bleiben

Nach einer Enttäuschung ist es wichtig, nicht in negativen Gefühlen stecken zu bleiben. Erlaube dir selbst, weiterzugehen und offen für neue Begegnungen zu bleiben. Jeder neue Kontakt bietet die Möglichkeit für positive Erfahrungen und potenzielle Verbindungen.

Gefühle verarbeiten: Der Weg zur emotionalen Klarheit

Stell dir vor, du hast jemanden getroffen, der dir wirklich gefallen hat. Ihr hattet ein paar schöne Treffen, und du hast begonnen, dir mehr mit dieser Person vorzustellen. Doch dann kommt die Nachricht: „Es tut mir leid, aber ich sehe uns eher als Freunde." Diese Ablehnung kann schmerzhaft sein und eine Welle von Emotionen auslösen – von Enttäuschung bis hin zu Selbstzweifeln.

In solchen Momenten kann es hilfreich sein, deine Gefühle niederzuschreiben. Nimm dir ein Notizbuch und schreibe auf, was du empfindest. Lass alles heraus, ohne dich selbst zu zensieren. Diese Übung hilft nicht nur dabei, deine Emotionen zu verarbeiten, sondern kann auch Klarheit darüber schaffen, warum dich diese Ablehnung so getroffen hat. Vielleicht erkennst du Muster oder Erwartungen, die du in Zukunft anders angehen möchtest.

Ein weiteres hilfreiches Werkzeug ist das Schreiben eines Briefes an die Person – den du jedoch nicht abschickst. Drücke aus, was du sagen möchtest, ohne Rücksicht auf Formulierungen oder Konsequenzen. Dieser Prozess kann befreiend wirken und dir helfen, die Situation loszulassen und Frieden mit dem Erlebten zu schließen.

Indem du deine Gefühle auf diese Weise verarbeitest, gibst du dir selbst Raum zur Heilung und öffnest dich für neue Möglichkeiten. Es ist ein Akt der Selbstfürsorge und ein wichtiger Schritt im Umgang mit Ablehnung.

Fazit

Der Umgang mit Ablehnung und Enttäuschung erfordert Geduld und Selbstreflexion. Indem du diese Herausforderungen als Teil deines Wachstumsprozesses akzeptierst, kannst du gestärkt daraus hervorgehen und deine Resilienz erhöhen. Denke daran: Jede Erfahrung bringt dich näher an die Beziehung heran, die wirklich zu dir passt. Im nächsten Kapitel werden wir uns darauf konzentrieren, wie du Ängste vor dem Unbekannten überwinden kannst – ein weiterer Schritt auf dem Weg zu erfüllten Beziehungen!

Teil 4:

Ängste und Unsicherheiten
überwinden

Kapitel 10: Die Angst vor dem Unbekannten

Die Welt des Datings kann aufregend, aber auch einschüchternd sein, besonders wenn man sich dem Unbekannten stellt. Diese Angst ist völlig normal und betrifft viele Menschen, die sich auf die Suche nach einer neuen Beziehung begeben. In diesem Kapitel werden wir Techniken zur Angstbewältigung erkunden und die Rolle der Achtsamkeit betonen, um dir den Mut zu geben, dich auf neue Begegnungen einzulassen.

Techniken zur Angstbewältigung

Was ist die Angst vor dem Unbekannten?

Die Angst vor dem Unbekannten kann sich in vielen Formen zeigen – sei es die Sorge darüber, wie ein Date verlaufen wird, oder die Unsicherheit darüber, ob man jemals den richtigen Partner finden wird. Diese Ängste können lähmend wirken und verhindern, dass man offen für neue Erfahrungen ist.

Techniken zur Überwindung dieser Ängste

Stell dir vor, du hast ein Date mit jemandem, den du online kennengelernt hast. Du bist nervös und malst dir alle möglichen Szenarien aus – was, wenn ihr euch nichts zu sagen habt? Was, wenn es peinlich wird?

Hier sind einige Techniken, um diese Ängste zu lindern:

- **Visualisierung:** Stelle dir vor, wie das Date positiv verläuft. Visualisiere ein angenehmes Gespräch und eine entspannte Atmosphäre. Diese positive Vorstellung kann helfen, deine Nervosität zu verringern.
- **Atemübungen:** Nutze einfache Atemtechniken, um dich zu beruhigen. Atme tief ein und zähle bis vier, halte den Atem für vier Sekunden an und atme dann langsam aus. Diese Übung kann helfen, deinen Geist zu beruhigen und Stress abzubauen.
- **Realistische Erwartungen:** Erinnere dich daran, dass ein Date keine Prüfung ist. Es ist eine Gelegenheit, jemanden kennenzulernen und Spaß zu haben. Setze dich nicht unter Druck, perfekt sein zu müssen.

Die Rolle der Achtsamkeit

Was ist Achtsamkeit?
Achtsamkeit bedeutet, im Moment präsent zu sein und die eigenen Gedanken und Gefühle ohne Urteil wahrzunehmen. Sie hilft dabei, sich nicht von negativen Gedanken

überwältigen zu lassen und stattdessen den Moment bewusst zu erleben.

Achtsamkeit im Dating-Kontext

Nehmen wir an, du bist auf einem Date und bemerkst, dass deine Gedanken ständig abschweifen – „Mache ich einen guten Eindruck?" oder „Was denkt er/sie gerade über mich?"

Anstatt diesen Gedanken nachzugeben, konzentriere dich auf das Hier und Jetzt:

- **Aktives Zuhören:** Sei präsent im Gespräch. Höre deinem Gegenüber aufmerksam zu und reagiere auf das Gesagte. Dies hilft nicht nur dabei, eine Verbindung aufzubauen, sondern lenkt auch von deinen eigenen Ängsten ab.

- **Bewusste Wahrnehmung:** Achte auf deine Umgebung – das Lächeln deines Dates, die Geräusche im Café oder den Duft des Kaffees. Diese bewusste Wahrnehmung kann helfen, dich im Moment zu verankern.

Fazit

Die Angst vor dem Unbekannten gehört zum Dating dazu und ist nichts Ungewöhnliches. Mit Techniken zur Angstbewältigung und der Praxis von Achtsamkeit kannst du lernen, diese Ängste in den Griff zu bekommen und offen für neue Erfahrungen zu sein. Denke daran: Jede Begegnung ist eine Chance zum Lernen und Wachsen. Lass dich von der Aufregung leiten und genieße den Prozess des Kennenlernens – du weißt nie, welche wunderbaren Überraschungen das Unbekannte für dich bereithält!

Kapitel 11: Unsicherheiten in Stärken verwandeln

Jeder Mensch hat Unsicherheiten, besonders wenn es um Dating und Beziehungen geht. Doch diese Unsicherheiten müssen kein Hindernis sein. Tatsächlich können sie zu wertvollen Stärken werden, wenn man lernt, sie zu erkennen und zu nutzen. In diesem Kapitel werden wir uns darauf konzentrieren, persönliche Unsicherheiten zu identifizieren und praktische Übungen zur Stärkung der Resilienz vorzustellen.

Persönliche Unsicherheiten identifizieren

Warum Unsicherheiten normal sind

Unsicherheiten sind ein natürlicher Teil des Menschseins. Sie entstehen oft aus der Angst vor Ablehnung oder dem Wunsch, akzeptiert zu werden. Im Kontext des Datings können sie sich als Zweifel an der eigenen Attraktivität oder als Sorge über die eigene Persönlichkeit äußern.

Unsicherheiten erkennen

Stell dir vor, du fühlst dich unsicher, weil du denkst, dass du nicht interessant genug bist. Diese Unsicherheit kann dazu führen, dass du dich zurückziehst oder dich verstellst, um anderen zu gefallen.

Der erste Schritt zur Überwindung dieser Unsicherheit ist die Identifikation:

- **Selbstreflexion:** Nimm dir Zeit, um über deine Ängste und Zweifel nachzudenken. Welche Situationen lösen diese Unsicherheiten aus?
- **Feedback einholen:** Frage Freunde oder Familie nach ihrer ehrlichen Meinung über dich. Oft sehen andere Menschen Stärken in uns, die wir selbst nicht wahrnehmen.
- **Muster erkennen:** Achte auf wiederkehrende Gedanken oder Verhaltensweisen, die auf Unsicherheiten hinweisen könnten.

Praktische Übungen zur Stärkung der Resilienz

Was ist Resilienz?

Resilienz ist die Fähigkeit, mit Herausforderungen umzugehen und gestärkt daraus hervorzugehen. Sie hilft dir nicht nur im Dating-Leben, sondern auch in vielen anderen Lebensbereichen.

Übungen zur Förderung der Resilienz

Stell dir vor, du hast eine negative Erfahrung beim Dating gemacht – vielleicht ein misslungenes Date oder eine Absage. Anstatt dich entmutigen zu lassen, kannst du folgende Übungen ausprobieren:

- **Positives Tagebuch:** Führe ein Tagebuch, in dem du täglich drei positive Dinge aufschreibst, die dir widerfahren sind oder die du an dir schätzt. Dies hilft dir, deinen Fokus auf das Positive zu lenken und dein Selbstwertgefühl zu stärken. Positive Erlebnisse bewusst festzuhalten kann langfristig dein Denken verändern und dich resilienter machen.

- **Selbstmitgefühl üben:** Sei freundlich zu dir selbst und akzeptiere deine Fehler als Teil des Lernprozesses. Sprich mit dir selbst so, wie du mit einem guten Freund sprechen würdest. Wenn du einen Fehler machst oder eine Enttäuschung erlebst, erinnere dich daran, dass niemand perfekt ist und dass jeder Rückschlag eine Gelegenheit zum Lernen bietet.

- **Ziele setzen:** Setze dir kleine, erreichbare Ziele im Dating-Kontext. Jedes erreichte Ziel stärkt dein Selbstvertrauen und zeigt dir, dass du in der Lage bist, Herausforderungen zu meistern. Beginne mit einfachen Zielen wie „diese Woche ein neues

Gespräch beginnen" und steigere dich allmählich zu komplexeren Zielen.

- **Visualisierung von Erfolgen:** Nimm dir regelmäßig Zeit, um dir vorzustellen, wie du erfolgreich mit einer schwierigen Situation umgehst. Diese mentale Übung kann helfen, dein Selbstvertrauen zu stärken und dich auf reale Herausforderungen vorzubereiten.

-

Fazit

Unsicherheiten sind keine Schwächen – sie sind Gelegenheiten zum Wachstum und zur Selbstentdeckung. Indem du lernst, deine Unsicherheiten zu erkennen und Resilienz aufzubauen, kannst du diese in Stärken verwandeln.

Es ist wichtig zu verstehen, dass der Weg zur Überwindung von Unsicherheiten ein Prozess ist – einer, der Geduld und Mitgefühl für sich selbst erfordert. Du bist nicht allein auf dieser Reise; jeder Mensch erlebt Momente des Zweifels und der Unsicherheit. Aber mit jedem kleinen Fortschritt wirst du stärker und selbstbewusster.

Lass dich von Rückschlägen nicht entmutigen; sie sind lediglich Sprungbretter für dein persönliches Wachstum. Mit Resilienz als deinem Begleiter kannst du jede Herausforderung meistern und den Mut finden, authentisch in Beziehungen einzutreten.

Kapitel 12: Unterstützung und Feedback

Auf dem Weg zu erfüllten Beziehungen ist niemand allein. Die Unterstützung von Freunden, Familie und manchmal auch von professionellen Beratern kann entscheidend sein, um Herausforderungen zu meistern und persönliches Wachstum zu fördern. In diesem Kapitel betrachten wir die Bedeutung von Unterstützung und Feedback aus deinem Umfeld und wann es sinnvoll sein kann, professionelle Hilfe in Anspruch zu nehmen.

Die Bedeutung von Freunden und Familie

Warum Freunde und Familie wichtig sind

Freunde und Familie sind oft die ersten, die uns in schwierigen Zeiten unterstützen. Sie kennen uns gut, verstehen unsere Stärken und Schwächen und können wertvolle Perspektiven bieten. Ihre Unterstützung kann dir helfen, durch schwierige Phasen im Dating-Prozess zu navigieren und deine Unsicherheiten zu überwinden.

Wie Freunde und Familie helfen können

Stell dir vor, du hast gerade eine enttäuschende Dating-Erfahrung gemacht. Ein Gespräch mit einem engen Freund oder einem Familienmitglied kann dir helfen, deine Gedanken zu ordnen und neue Einsichten zu gewinnen. Sie können dir nicht nur Trost spenden, sondern auch konstruktives Feedback geben, das dir hilft, deine Herangehensweise an zukünftige Beziehungen zu verbessern.

- **Ehrliches Feedback:** Freunde und Familie können dir ehrliche Rückmeldungen geben, die dir helfen, blinde Flecken zu erkennen. Vielleicht gibt es Verhaltensweisen oder Denkmuster, die du ändern möchtest, um erfolgreicher im Dating zu sein.
- **Emotionale Unterstützung:** Manchmal reicht es schon, jemanden zu haben, der zuhört. Das Teilen deiner Erfahrungen mit jemandem, der dich versteht, kann unglaublich erleichternd sein.

Professionelle Hilfe in Anspruch nehmen

Wann ist professionelle Hilfe sinnvoll?

Es gibt Zeiten, in denen die Herausforderungen im Dating oder in Beziehungen überwältigend erscheinen können. In solchen Fällen kann es hilfreich sein, professionelle Unterstützung in Anspruch zu nehmen. Therapeuten oder

Coaches bieten eine neutrale Perspektive und sind darauf spezialisiert, dir bei der Bewältigung von Problemen zu helfen.

Vorteile professioneller Unterstützung

Stell dir vor, du fühlst dich wiederholt von denselben Mustern in deinen Beziehungen blockiert oder hast Schwierigkeiten, vergangene Verletzungen loszulassen. Ein Therapeut kann helfen, diese Muster zu erkennen und Strategien zur Veränderung zu entwickeln.

- **Objektive Perspektive:** Ein professioneller Berater bietet eine objektive Sichtweise auf deine Situation und kann dir helfen, tiefere Einsichten in dein Verhalten und deine Emotionen zu gewinnen.

- **Gezielte Strategien:** Therapeuten können dir spezifische Werkzeuge und Techniken an die Hand geben, um mit Ängsten oder Unsicherheiten umzugehen und dein Selbstbewusstsein im Dating-Kontext zu stärken.

- **Langfristige Entwicklung:** Professionelle Unterstützung kann nicht nur bei akuten Problemen helfen, sondern auch langfristig dazu beitragen, dass du dich persönlich weiterentwickelst und erfüllendere Beziehungen führst.

Fazit

Unterstützung und Feedback sind wesentliche Bestandteile auf deinem Weg zu erfolgreichen Beziehungen. Freunde und Familie bieten emotionale Rückendeckung und wertvolle Einsichten aus einer persönlichen Perspektive.

Professionelle Hilfe kann ergänzend dazu beitragen, tiefere Muster aufzudecken und gezielte Strategien zur Überwindung von Herausforderungen bereitzustellen. Erinnere dich daran: Es ist keine Schwäche, um Hilfe zu bitten – im Gegenteil, es zeigt Stärke und den Wunsch nach Wachstum. Indem du ein Netzwerk aus unterstützenden Menschen um dich herum aufbaust und bei Bedarf professionelle Hilfe in Anspruch nimmst, schaffst du eine solide Grundlage für persönliche Entwicklung und erfüllte Beziehungen.

Teil 5:

Aufbau einer gesunden Beziehung

Kapitel 13: Kommunikation und Kompromisse

Eine gesunde Beziehung basiert auf klarer Kommunikation und der Fähigkeit, Kompromisse einzugehen. Diese beiden Elemente sind entscheidend, um Missverständnisse zu vermeiden und eine harmonische Partnerschaft aufzubauen. In diesem Kapitel werden wir die Grundlagen der effektiven Kommunikation erkunden und die Kunst des Kompromisses beleuchten.

Grundlagen der effektiven Kommunikation

Warum Kommunikation wichtig ist

Kommunikation ist das Herzstück jeder Beziehung. Sie ermöglicht es Partnern, ihre Gedanken, Gefühle und Bedürfnisse auszudrücken. Eine offene und ehrliche Kommunikation schafft Vertrauen und stärkt die Verbindung zwischen zwei Menschen.

Techniken für effektive Kommunikation

Stell dir vor, du und dein Partner habt unterschiedliche Vorstellungen darüber, wie ihr eure Wochenenden verbringen möchtet. Anstatt in einen Streit zu geraten, könnt ihr folgende Techniken anwenden:

- **Aktives Zuhören:** Nimm dir die Zeit, wirklich zuzuhören, was dein Partner sagt, ohne ihn zu unterbrechen. Zeige Interesse durch Nicken oder kurze Bestätigungen wie „Ich verstehe".

- **Ich-Botschaften:** Verwende Ich-Botschaften, um deine Gefühle auszudrücken, ohne den anderen anzugreifen. Zum Beispiel: „Ich fühle mich enttäuscht, wenn unsere Pläne sich ändern, ohne dass wir darüber sprechen."

- **Klarheit und Präzision:** Sei klar und präzise in deiner Ausdrucksweise. Vermeide vage Aussagen und sage genau, was du meinst.

Die Kunst des Kompromisses

Warum Kompromisse notwendig sind

In jeder Beziehung gibt es Unterschiede in Meinungen und Vorlieben. Kompromisse sind notwendig, um sicherzustellen, dass beide Partner zufrieden sind und sich respektiert fühlen.

Strategien für erfolgreiche Kompromisse

Stell dir vor, du möchtest in den Urlaub ans Meer fahren, während dein Partner die Berge bevorzugt. Anstatt auf deinem Standpunkt zu beharren, könnt ihr folgende Ansätze ausprobieren:

- **Verhandeln:** Diskutiert offen über eure Wünsche und sucht nach einer Lösung, die für beide akzeptabel ist – vielleicht ein Urlaubsort in der Nähe von Bergen mit einem See.

- **Flexibilität zeigen:** Sei bereit, in einigen Bereichen nachzugeben, wenn dein Partner in anderen Bereichen entgegenkommt. Es geht darum, ein Gleichgewicht zu finden.

- **Langfristige Perspektive:** Denke an das große Ganze. Manchmal ist es besser, einen kleinen Kompromiss einzugehen, um die langfristige Harmonie in der Beziehung zu bewahren.

Fazit

Kommunikation und Kompromisse sind die Eckpfeiler einer erfolgreichen Partnerschaft. Indem du lernst, effektiv zu kommunizieren und bereit bist, Kompromisse einzugehen, schaffst du eine Atmosphäre des Verständnisses und der Zusammenarbeit. Diese Fähigkeiten helfen nicht nur dabei, Konflikte zu lösen, sondern stärken auch das Vertrauen und die Verbindung zwischen dir und deinem Partner.

Denke daran: Eine Beziehung ist ein gemeinsamer Weg mit Höhen und Tiefen. Mit offener Kommunikation und der Bereitschaft zur Zusammenarbeit kannst du eine stabile Basis für eine erfüllte Partnerschaft schaffen.

Kapitel 14: Vertrauen und Intimität

Vertrauen und Intimität sind zentrale Säulen einer tiefen und erfüllten Beziehung. Sie schaffen eine sichere Basis, auf der Liebe und Verbundenheit wachsen können. In diesem Kapitel werden wir untersuchen, wie Vertrauen in einer Beziehung aufgebaut wird und welche Rolle Intimität und Nähe dabei spielen.

Aufbau von Vertrauen in einer Beziehung

Warum Vertrauen wichtig ist

Vertrauen ist das Fundament jeder stabilen Beziehung. Es ermöglicht Partnern, sich sicher und geborgen zu fühlen, was wiederum Offenheit und Ehrlichkeit fördert. Ohne Vertrauen können Unsicherheiten und Zweifel die Beziehung belasten.

Strategien zum Aufbau von Vertrauen

Stell dir vor, du beginnst eine neue Beziehung und möchtest sicherstellen, dass sie auf einer soliden Vertrauensbasis steht.

Hier sind einige Ansätze, um Vertrauen zu fördern:

- **Ehrlichkeit und Transparenz:** Sei offen über deine Gedanken und Gefühle. Teile sowohl positive als auch negative Emotionen mit deinem Partner. Ehrlichkeit schafft eine Atmosphäre des Vertrauens.

- **Verlässlichkeit:** Halte deine Versprechen und Verpflichtungen ein. Zeige deinem Partner, dass er sich auf dich verlassen kann, indem du pünktlich bist und deine Zusagen einhältst.

- **Vertrauen schenken:** Gib deinem Partner das Gefühl, dass du ihm vertraust. Dies kann durch kleine Gesten wie das Teilen von persönlichen Geschichten oder das Einbeziehen in wichtige Entscheidungen geschehen.

Die Rolle von Intimität und Nähe

Warum Intimität wichtig ist

Intimität geht über körperliche Nähe hinaus; sie umfasst emotionale Verbundenheit und das Gefühl, verstanden und akzeptiert zu werden. Intimität stärkt die Verbindung zwischen Partnern und fördert ein tiefes Verständnis füreinander.

Wege zur Förderung von Intimität

Stell dir vor, du möchtest die Intimität in deiner Beziehung vertiefen. Hier sind einige Möglichkeiten, dies zu erreichen:

- **Qualitätszeit:** Verbringe bewusst Zeit mit deinem Partner, ohne Ablenkungen wie Handys oder Fernseher. Diese ungeteilte Aufmerksamkeit fördert Nähe und Verbundenheit.

- **Offene Kommunikation:** Teile deine Träume, Ängste und Wünsche mit deinem Partner. Diese tiefen Gespräche schaffen eine emotionale Verbindung und stärken die Intimität.

- **Körperliche Zuneigung:** Kleine Gesten der Zuneigung wie Umarmungen, Küsse oder Händchenhalten können das Gefühl der Nähe verstärken. Körperliche Berührungen sind ein wichtiger Ausdruck von Liebe und Verbundenheit.

Fazit

Vertrauen und Intimität sind essenziell für eine erfüllte Partnerschaft. Indem du aktiv daran arbeitest, Vertrauen aufzubauen und Intimität zu fördern, schaffst du eine starke Basis für eine langfristige Beziehung. Diese Elemente ermöglichen es dir und deinem Partner, sich sicher zu fühlen, offen zu kommunizieren und eine tiefe emotionale Verbindung zu pflegen.

Denke daran: Der Aufbau von Vertrauen und Intimität erfordert Zeit und Engagement von beiden Partnern. Doch die Belohnung ist eine Beziehung voller Liebe, Verständnis und gegenseitiger Unterstützung.

Kapitel 15: Langfristige Beziehungsziele

Langfristige Beziehungsziele sind entscheidend, um eine stabile und erfüllende Partnerschaft aufzubauen. Sie bieten Orientierung und helfen Paaren, gemeinsam in die Zukunft zu blicken. In diesem Kapitel werden wir uns damit beschäftigen, wie man gemeinsame Zukunftspläne entwickelt und mit Veränderungen sowie persönlichem Wachstum umgeht.

Gemeinsame Zukunftspläne entwickeln

Warum gemeinsame Ziele wichtig sind

Gemeinsame Ziele stärken die Verbindung zwischen Partnern und schaffen ein Gefühl der Einheit. Sie helfen dabei, sicherzustellen, dass beide Partner in dieselbe Richtung blicken und ähnliche Vorstellungen von der Zukunft haben.

Strategien zur Entwicklung gemeinsamer Ziele

Stell dir vor, du und dein Partner möchten eure Beziehung auf die nächste Stufe heben. Hier sind einige Ansätze, um gemeinsame Zukunftspläne zu schmieden:

- **Offene Gespräche:** Setzt euch regelmäßig zusammen, um über eure individuellen Träume und Wünsche zu sprechen. Diese Gespräche helfen dabei, gemeinsame Ziele zu identifizieren und Missverständnisse zu vermeiden.

- **Prioritäten setzen:** Findet heraus, welche Ziele für euch beide am wichtigsten sind. Ob es um das Reisen, den Hauskauf oder die Familienplanung geht – stellt sicher, dass ihr auf einer Wellenlänge seid.

- **Flexibilität bewahren:** Seid bereit, eure Pläne anzupassen, wenn sich Umstände ändern. Flexibilität ist entscheidend, um auf unerwartete Herausforderungen reagieren zu können.

Umgang mit Veränderungen und Wachstum

Warum Veränderungen normal sind

Im Laufe einer Beziehung werden sich beide Partner weiterentwickeln und verändern. Diese Veränderungen können Herausforderungen mit sich bringen, bieten aber auch Möglichkeiten für Wachstum und Vertiefung der Beziehung.

Strategien für den Umgang mit Veränderungen

Stell dir vor, einer von euch erhält ein Jobangebot in einer anderen Stadt. Solche Veränderungen erfordern Anpassung und Verständnis:

- **Offene Kommunikation:** Sprecht offen über eure Gefühle und Bedenken bezüglich der Veränderung. Ein ehrlicher Austausch hilft dabei, Lösungen zu finden und Missverständnisse zu vermeiden.

- **Unterstützung bieten:** Unterstützt euch gegenseitig in euren individuellen Wachstumsprozessen. Ermutigt euch dazu, neue Erfahrungen zu machen und persönliche Ziele zu verfolgen.

- **Gemeinsame Lösungen finden:** Arbeitet zusammen an Lösungen, die für beide Partner akzeptabel sind. Dies könnte bedeuten, Kompromisse einzugehen oder neue Wege zu finden, um eure gemeinsamen Ziele zu erreichen.

Fazit

Langfristige Beziehungsziele bieten Paaren Orientierung und stärken die Verbindung zueinander. Indem ihr gemeinsam Pläne schmiedet und offen mit Veränderungen umgeht, schafft ihr eine stabile Basis für eine erfüllte Partnerschaft.

Denkt daran: Beziehungen sind dynamisch und erfordern kontinuierliche Anpassung und Engagement von beiden Partnern.
Mit klaren Zielen und der Bereitschaft zur Zusammenarbeit könnt ihr Herausforderungen meistern und gemeinsam wachsen.

Eure Reise ist einzigartig – genießt jeden Schritt auf dem Weg zu einer tiefen und bedeutungsvollen Verbindung!

Schlusswort

Im Verlauf dieses Buches haben wir die vielen Facetten des Datings erkundet, von der Selbstreflexion bis hin zur Entwicklung einer tiefen, langfristigen Beziehung. Lass uns die wichtigsten Punkte zusammenfassen und dir einige abschließende Worte der Ermutigung mit auf den Weg geben.

Zusammenfassung der wichtigsten Punkte

- **Selbstbewusstsein stärken:** Der erste Schritt zu erfolgreichen Beziehungen ist ein starkes Selbstbewusstsein. Vertraue auf deine Fähigkeiten und Werte.

- **Persönliche Werte und Ziele:** Klarheit über deine eigenen Werte und Lebensziele hilft dir, den richtigen Partner zu finden.

- **Vergangene Beziehungen reflektieren:** Lerne aus früheren Erfahrungen, um wiederkehrende Muster zu vermeiden und dich weiterzuentwickeln.

- **Die richtige Plattform wählen:** Ob online oder im realen Leben – finde die Umgebung, die am besten zu dir passt, um neue Menschen kennenzulernen.

- **Kommunikation und Kompromisse:** Offene Kommunikation und die Bereitschaft,

Kompromisse einzugehen, sind entscheidend für eine harmonische Partnerschaft.

- **Vertrauen und Intimität:** Baue Vertrauen auf und fördere Intimität, um eine tiefe emotionale Verbindung zu schaffen.
- **Langfristige Beziehungsziele:** Entwickle gemeinsame Zukunftspläne und gehe flexibel mit Veränderungen um.

Ermutigung und Motivation für den Leser

Dating kann herausfordernd sein, aber es ist auch eine wunderbare Gelegenheit zur Selbstentdeckung und zum persönlichen Wachstum. Erinnere dich daran, dass jede Erfahrung – ob positiv oder negativ – dich näher an die Beziehung bringt, die wirklich zu dir passt.

Hab keine Angst vor dem Unbekannten; lass dich von der Aufregung leiten. Sei offen für neue Begegnungen und bleibe authentisch. Du bist einzigartig und wertvoll, und irgendwo da draußen gibt es jemanden, der genau diese Qualitäten an dir schätzen wird.

Glaube an dich selbst und deinen Weg. Mit Geduld, Offenheit und einem liebevollen Blick auf dich selbst wirst du nicht nur erfüllende Beziehungen finden, sondern auch eine tiefere Verbindung zu dir selbst aufbauen.

Viel Erfolg auf deiner Reise – möge sie voller wunderbarer Entdeckungen sein!

Deine Ottila Sander

Weitere Bücher des Herausgebers:

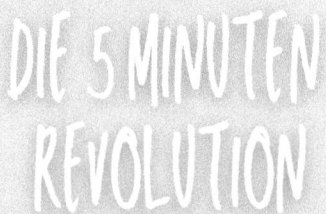

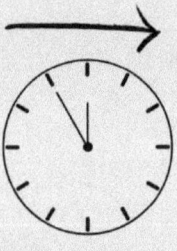

VON TILL KONKEL

ISBN: 979-8861487061

25 KLEINE

DINGE,

DIE DICH

FINANZIELL

UNABHÄNGIG

MACHEN

Praktische Ratschläge für eine sichere Zukunft

von Till Konkel

ISBN: 979-8334542969

Copyright © 2024
ISBN: 978-3-384-38976-3
Druck und Distribution im Auftrag des Autors:
tredition GmbH, Heinz-Beusen-Stieg 5, 22926
Ahrensburg, Germany. Das Werk, einschließlich
seiner Teile, ist urheberrechtlich geschützt. Für die
Inhalte ist der Autor verantwortlich. Jede Verwertung
ist ohne seine Zustimmung unzulässig. Die
Publikation und Verbreitung erfolgen im Auftrag des
Autors, zu erreichen unter: Ottila Sander c/o Block
Services, Stuttgarter Str. 106, 70736 Fellbach,
Germany.
Kein Teil dieses Buches darf ohne schriftliche
Genehmigung des Autors reproduziert, vertrieben,
öffentlich vorgeführt oder in ein
Informationsspeicher- und - abrufsystem übertragen
werden. Dies gilt für alle Formen der Reproduktion,
vom Fotokopieren bis zur digitalen Speicherung, und
für alle Vertriebsformen, einschließlich, aber nicht
beschränkt auf, physische Verkäufe, digitale
Downloads und Online- Zugriff.
Copyright © 2024 Otilla Sander
Alle Rechte vorbehalten.

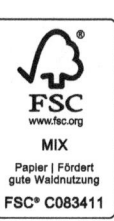

FSC
www.fsc.org

MIX

Papier | Fördert
gute Waldnutzung

FSC® C083411

Zeitfracht Medien GmbH
Ferdinand-Jühlke-Straße 7
99095 Erfurt, Deutschland
produktsicherheit@kolibri360.de